AF314481

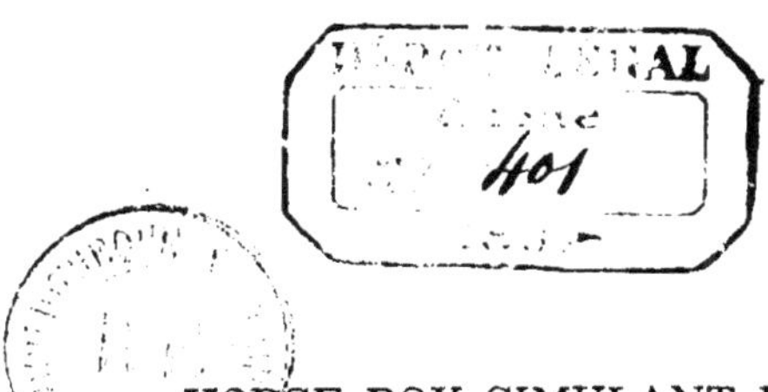

HORSE-POX SIMULANT LA DOURINE.

ENZOOTIE DE VARIOLE ÉQUINE DANS LA HAUTE-LOIRE.

Rapport adressé à M. le Préfet de la Haute-Loire,
par V. GALTIER, professeur à l'École nationale vétérinaire de Lyon.

MONSIEUR LE PRÉFET,

Conformément au désir exprimé dans votre télégramme du 14 mai, par lequel vous demandiez à M. le Directeur de l'École nationale vétérinaire de Lyon de désigner un des professeurs de ladite École à l'effet d'aller étudier dans la Haute-Loire une maladie, qui sévissait sur des étalons et des juments, et dont la nature était diversement interprétée par les vétérinaires de la région, j'ai été chargé de l'accomplissement de cette mission. En conséquence je me suis rendu au Puy dans la journée du 15 mai; et le 16 du même mois, après avoir pris dans la matinée les instructions de votre Administration, je me suis transporté, accompagné du vétérinaire chef du service sanitaire du département, dans la commune de Saint-Jean-de-Nay, pour me conformer aux indications de la lettre préfectorale du même jour, qui ne visait que ladite commune. J'ai procédé, dans les journées du 16 et du 17 mai, à l'examen des juments et étalons, qui m'ont été signalés comme malades ou suspects par M. le maire de Saint-Jean-de-Nay; et aujourd'hui j'ai l'honneur, Monsieur le Préfet, de vous rendre un compte détaillé des résultats de ma mission, au sujet de laquelle j'avais déjà adressé à votre Administration un premier rapport sommaire dès le 17 mai, avant mon départ de la Haute-Loire.

I. — Renseignements.

Les renseignements extraits des rapports de MM. V..., P... et G..., vétérinaires au Puy, ou recueillis auprès de l'administration municipale et de la population de Saint-Jean-de-Nay, peuvent se résumer ainsi :

M. V..., ayant eu à visiter un certain nombre de juments dans la commune de Saint-Jean-Lachalm et dans celle de Saint-Jean-de-Nay, affirme les avoir reconnues atteintes de la *Dourine*, sans donner toutefois la description des symptômes par lui observés ; il relate de plus le dire des propriétaires, qui accusent ouvertement les étalons du sieur Pierre Ladouble, fermier au Poux, d'avoir donné la maladie à leurs juments ;

M. P..., chargé de visiter les étalons incriminés, les a trouvés en parfait état de santé, à l'exception du cheval Paul, sur lequel il n'a d'ailleurs remarqué que « quelques excoriations à la base de la verge, vers la naissance du fourreau », sur la signification desquelles il ne se prononce pas, aussi ne conclut-il pas à l'existence de la dourine, se bornant à conseiller la surveillance de l'animal et son repos momentané en tant que reproducteur ;

M. G... a visité, à son tour, les étalons du sieur Ladouble, et il affirme les avoir reconnus indemnes de toute affection contagieuse, notamment de la dourine ; il ne signale rien d'anormal sur aucun d'eux ; « toute manifestation extérieure, toute lésion locale des organes faisant défaut », il demande qu'on diffère toute intervention d'ordre sanitaire ; il a également visité quelques juments, qui avaient été saillies par les étalons, dont il est question, et il conclut en disant qu'il lui est difficile de déterminer « si elles ont la dourine ou le horse-pox, ou si elles n'ont pas été simplement déchirées dans l'acte de la copulation. »

En même temps un journal du Puy publiait, dans son numéro du 12 mai, un article intitulé « La Dourine dans la Haute-Loire », très affirmatif sur la nature de la maladie, et invitant en quelque sorte l'administration départementale à faire appliquer les mesures sanitaires édictées contre cette affection.

Des renseignements que j'ai recueillis moi-même sur les lieux, à Saint-Jean-de-Nay, à Cereix, à Beyssac, au Poux, et dans d'autres petites localités, il découle :

1º Qu'aucune des juments saillies par les étalons du sieur Ladouble avant la fin d'avril n'est devenue malade ;

2º Que c'est seulement parmi celles, qui ont été saillies depuis la fin du mois d'avril, qu'un certain nombre ont paru malades quelques jours après la copulation ;

3º Que les juments devenues malades sont celles qui ont reçu l'étalon Paul ou le gros Baudet ;

4º Que la maladie s'est déclarée notamment sur des juments saillies les derniers jours d'avril ou les premiers jours de mai ;

5º Qu'elle s'est traduite par des boutons sur les régions vulvaire et périnéale et quelquefois par d'autres manifestations, telles que fièvre, diminution de l'appétit, gêne dans les mouvements des membres postérieurs ;

6º Qu'elle s'est promptement amendée, et que les juments les premières atteintes sont déjà guéries ou en voie de guérison ;

7º Que les étalons du sieur Ladouble n'avaient jamais paru malades, ni l'année dernière, ni cette année ; qu'ils sont dans le pays depuis plusieurs années, et que les juments saillies par eux l'année dernière, ainsi que celles qui ont été saillies cette année avant la fin du mois d'avril, n'ont jamais présenté les signes, qui annoncent la transmission de la dourine ;

8º Que l'état général des dits étalons semble toujours excellent, et que, sans la maladie observée sur les juments qu'ils ont saillies dans ces derniers temps, il ne serait venu à personne l'idée de les suspecter ;

9º Que les juments utilisées pour la reproduction sont toutes des bêtes élevées dans le pays ;

10° Qu'on n'a jamais signalé dans la région, parmi les animaux reproducteurs mâles ou femelles, étalons ou juments, aucune maladie, qui pût faire croire sérieusement à l'existence de la véritable dourine; qu'on n'y a jamais vu un reproducteur quelconque passer par les phases successives de cette affection;

11° Qu'on observe parfois dans le pays, sur la vache, des symptômes, qui sont ceux de la vaccine ou cowpox, maladie transmissible à l'homme et au cheval;

12° Que des personnes ont présenté parfois, sur la figure et aux lèvres, des boutons, qui donnent à penser qu'elles s'étaient inoculé, avec leurs mains non lavées, le virus de quelque éruption de la vache, de la jument ou du cheval.

Ces renseignements m'ont paru très importants; ils ont contribué beaucoup à me mettre sur la voie de la vérité; ils m'ont laissé entrevoir que la maladie transmise aux juments de la commune de Saint-Jean-de-Nay était une affection bénigne, bien différente de la dourine, dont l'introduction dans le pays semble d'ailleurs impossible, étant donné que juments et étalons sont dans la localité depuis longtemps et que la dourine n'y a jamais été constatée.

II. — Visite des juments et étalons.

Dans le village de Cereix j'ai visité six juments, dont deux seulement ont été malades à la suite de la saillie. Celle du sieur Besquet Siméon, saillie le 29 avril par l'étalon Paul du sieur Ladouble, a été reconnue malade le 6 mai; elle a eu de la fièvre et une abondante éruption de boutons sur la vulve, ainsi que sur la face droite du thorax; le 16 mai, jour de ma visite, cette bête allait beaucoup mieux, son état général était redevenu aussi bon que le permettait un emphysème pulmonaire très grave, dont elle est atteinte depuis un an; l'éruption avait fait place à des plaies superficielles, grenues, de bon aspect et de bonne nature, recouvertes pour la plupart de croûtes brunâtres, et en voie de cicatrisation rapide.

La seconde jument, reconnue malade lors de ma visite dans le village de Cereix, est celle du sieur Ponsonnet Jean-Baptiste; elle avait été saillie le 1er mai par l'étalon Paul et était tombée malade le 8 mai; l'affection ne s'était manifestée que par quelques rares boutons sur la vulve, sur la fesse gauche et sur la face gauche de la poitrine; d'ailleurs l'éruption avait évolué rapidement; le 16 mai chaque pustule était recouverte d'une croûte, en dessous de laquelle la cicatrisation était à peu près achevée.

Les quatre autres juments, visitées le même jour dans le même village, et une septième, examinée dans un lieu voisin, étaient restées indemnes; elles avaient été saillies avant la fin d'avril, ou avaient reçu des étalons autres que le cheval Paul ou le gros Baudet.

Dans le village même de Saint-Jean-de-Nay, où la municipalité avait convoqué les intéressés de la localité et des lieux voisins, j'ai examiné quinze juments, dont cinq seulement ont été reconnues malades. Parmi les dix non malades, les unes avaient été saillies avant la fin du mois d'avril, et les autres, saillies depuis, l'avaient été par des étalons autres que le cheval Paul et le gros Baudet. Les cinq juments malades appartiennent aux propriétaires suivants :

1o Jument du sieur Gire Jacques, de Montagnac, saillie le 6 mai par l'étalon Paul, atteinte d'une éruption pustuleuse à la vulve;

2o Jument du sieur Roche Pierre, de Cereix, présentée le 1er mai à l'étalon Paul et au gros Baudet, atteinte d'une abondante éruption pustuleuse dans la région de la vulve et du périnée;

3o Jument du sieur Chardon Alexis, du Testut, saillie par l'étalon Paul le 3 et le 6 mai, offrant une éruption pustuleuse à la vulve;

4o Jument du sieur Gaspard Georges, de Cereix, saillie par le gros Baudet le 26 avril et n'offrant plus que quelques taches cicatricielles sur la vulve;

5o Jument du sieur Achard Isidore, de Montagnac, saillie le 26 avril et le 8 mai par l'étalon Paul.

Cette dernière malade présentait déjà une éruption, quand elle a été saillie pour la seconde fois, et cette éruption siégeait dans la région vulvaire, au périnée et au plat des cuisses ; le 16 mai les pustules étaient en voie de dessiccation et de cicatrisation, mais un jeune poulain, que nourrissait ladite jument, avait contracté la maladie en vivant avec sa mère, en la tétant et la flairant. Le jeune animal, ainsi contaminé, présentait depuis trois jours une belle éruption pustuleuse caractéristique, sur le bout du nez, sur les lèvres et sur la muqueuse labiale. J'ai examiné avec le plus grand soin ce poulain ; j'ai de plus recueilli le produit des pustules les mieux conservées pour l'employer à des inoculations de contrôle.

Au hameau de Beyssac, neufs juments ont été présentées à ma visite ; cinq étaient malades et quatre indemnes, tout ayant eu lieu d'ailleurs comme et dans les mêmes conditions que dans les villages de Cereix et de Saint-Jean-de-Nay.

Un peu avant d'arriver au village de Beyssac, dans une ferme dite de Leydier, j'ai observé un second cas de transmission à un jeune poulain. Dans cette ferme se trouvaient deux juments, une qui était suitée d'un poulain, et qui n'avait pas encore été présentée à la saillie cette année, une autre, qui avait été saillie pour la dernière fois vers la fin du mois d'avril. Cette dernière était atteinte depuis quelques jours d'une abondante éruption à la vulve, au périnée et au plat des cuisses. Depuis trois ou quatre jours le poulain de la jument non saillie, qui a l'habitude d'aller auprès de l'autre pour la flairer, lui passer entre les jambes et essayer de la téter, présentait une fort belle éruption pustuleuse, caractéristique, sur les lèvres, sur la muqueuse labiale, sur le bout du nez, sur les ailes du nez et sur la muqueuse nasale. La mère du jeune animal contractera probablement à son tour la maladie, que le poulain ne peut manquer de lui transmettre ; en attendant la réalisation de cette éventualité, j'ai inoculé dans la ferme même le produit de l'éruption à un veau, afin d'ajouter une preuve de plus pour démontrer qu'il s'agit bien du horse-pox.

A Vergonge, à Letieulant et au Poux j'ai visité six juments, qui avaient été saillies cette année par les étalons du sieur Ladouble ; toutes, à l'exception d'une seule, m'ont paru indemnes, la saillie remontant à plus de trois semaines ou ayant été effectuée par les étalons autres que Paul ou le gros Baudet. La jument reconnue malade est celle du sieur Bory Hyppolite, saillie le 2 mai par le gros Baudet ; cinq jours après la copulation elle a présenté une éruption pustuleuse à la vulve, au périnée et au plat des cuisses ; le 17 mai, jour de ma visite au Poux, les pustules, déjà affaissées et recouvertes d'une croûte, donnaient encore à la pression et au raclage un peu de matière grisâtre, que j'ai inoculée à deux veaux de la ferme du sieur Ladouble, et dont j'ai prélevé une part pour faire des inoculations à Lyon.

Beaucoup de juments, parmi celles qui ont été saillies cette année par les étalons du fermier du Poux, ne m'ont pas été présentées, soit que les propriétaires n'aient pas été informés à temps de ma visite par l'administration municipale, soit que leurs bêtes n'eussent pas été reconnues malades, soit que l'affection se trouvât déjà sur la plupart des malades en voie de guérison. Ce que j'ai vu suffit néanmoins pour permettre de porter un jugement sûr, relativement à la gravité et à la nature de la maladie régnante.

J'ai terminé ma visite sanitaire par l'examen des six étalons (trois chevaux et trois baudets) du sieur Ladouble, fermier au Poux. Ils ont été mis successivement en présence d'une jument en chaleur, et j'ai exploré avec la plus scrupuleuse attention toutes les régions du corps, mais principalement celle des organes génitaux. Deux des trois chevaux et deux des trois baudets m'ont paru sains tant au point de vue de l'état des organes génitaux, qu'au point de vue de l'ensemble des fonctions ; cependant le cheval Clément présentait, vers le milieu de la verge, quelques rares points dépigmentés, qui m'ont paru être autant de taches cicatricielles ; en tout cas il semble complètement guéri, et rien dans les organes génitaux, non plus que dans les autres régions, ne permet de songer à l'existence de la dourine ; l'animal est fort, vigoureux, il exécute d'une manière irréprochable les allures rapides, le trot, le reculer, le cabrer, etc..

Le cheval Paul, déjà signalé dans le rapport du 12 mai de M. P... comme présentant « quelques excoriations à la base de la verge vers la naissance du fourreau », est avec le gros baudet celui que les renseignements recueillis dans la commune de Saint-Jean-de-Nay dénoncent et font le plus suspecter. Ces deux étalons (cheval Paul et gros Baudet), ne présentaient plus d'excoriations, plaies ou érosions sur la verge ni ailleurs le 17 mai ; celles observées antérieurement par M. P... avaient eu le temps de se cicatriser ; mais l'un et l'autre de ces animaux avaient, sur la verge, au niveau indiqué, des taches cicatricielles blanchâtres. D'ailleurs rien de plus à noter sur aucun d'eux ; rien d'anormal dans aucune autre région du corps ; état général excellent, allures vives et normales, aucune faiblesse musculaire, aucun signe annonçant une maladie grave. Le propriétaire et son domestique étalonnier m'ont affirmé n'avoir pas remarqué la maladie, que les étalons ont reçue de quelque jument, et qu'ils ont ensuite transmise durant quelques jours à celles qu'ils ont saillies.

Je dois signaler, comme ayant pu faciliter la transmission et la dissémination de l'affection, l'habitude qu'ont les propriétaires de ces localités de faire saillir successivement leurs juments par deux ou même trois étalons différents, dans le but d'accroître les chances de la fécondation ; une seule jument malade a très bien pu de la sorte contaminer deux ou plusieurs étalons.

Je dois enfin relater, comme nouvelle preuve démontrant que c'est le horse-pox, qui sévit dans la commune de Saint-Jean-de-Nay, un cas de transmission de la maladie à l'homme. C'est le domestique étalonnier du sieur Ladouble, qui en a été l'agent et le récepteur ; cet homme présentait, lors de ma visite au Poux, trois érosions alignées sur le rebord de la lèvre inférieure, superficielles, un peu cupuliformes, larges comme de grosses lentilles, pointillées et d'aspect grenu. La contamination avait vraisemblablement eu lieu par l'intermédiaire du pouce et de l'index de la main droite, avec lesquels l'étalonnier a l'habitude de s'essuyer et de se frotter les lèvres, sans avoir pris la précaution de se laver après avoir touché la vulve des juments et après avoir guidé le pénis de l'étalon.

III. — Symptômes observés sur les animaux malades.

Les juments devenues malades ont toutes présenté, à l'intensité près, les mêmes symptômes ; elles ont été reconnues malades, 4, 6, 8 jours après la saillie ; les unes ont eu de la fièvre, de l'inappétence, de la tristesse ; les autres n'ont présenté aucun dérangement notable dans leur état général ; toutes on eu la vulve enflammée et tuméfiée, les unes modérément, les autres beaucoup ; la peau de la vulve s'est couverte d'une éruption pustuleuse, quelquefois discrète, mais le plus souvent confluente ; la même éruption pustuleuse s'est montrée assez souvent sur la peau du périnée, sur le plat des cuisses et quelquefois dans d'autres régions. La muqueuse vulvaire était plus ou moins enflammée, rougeâtre, ecchymosée, érodée, catarrhale ; la tuméfaction de la vulve gagnait quelquefois l'entre-deux des cuisses et atteignait quelque peu parfois la région mammaire, s'accompagnant ou non d'une certaine raideur d'un ou des deux membres. L'éruption pustuleuse, qui a été la caractéristique dominante de la maladie chez toutes les juments contaminées, a eu une évolution rapide ; elle a consisté en boutons ou élevures allant du volume d'une tête d'épingle à celui d'un pois chiche, peu saillants, arrondis ou un peu aplatis, et parfois nettement déprimés à leur centre ; ces boutons pustuleux, et notamment ceux du périnée, de la cuisse, des régions du tronc, donnaient un léger suintement, qui, se concrétant au contact de l'air, maintenait au niveau de chacun d'eux les poils agglutinés ; l'éruption vulvaire était rapidement dénaturée par les frottements de la queue, elle donnait d'abord un produit séreux et bientôt une matière grisâtre presque purulente.

Toutes les juments, qui m'ont été présentées, étant déjà à une période avancée de la maladie, je n'ai pu constater *de visu* tous les symptômes précités ; mais les renseignements obtenus des intéressés m'autorisent à les croire exacts. D'ailleurs je suis arrivé à temps pour voir la dernière phase de l'éruption ; j'ai notamment observé les pustules en voie de dessiccation et de cicatrisation ; j'ai vu celles du périnée, des cuisses et du tronc, recouvertes d'une croûte brunâtre englobant un pinceau de poils ; j'ai, en détachant cette croûte, constaté l'existence d'une plaie très superficielle, très peu étendue, légèrement pointillée et grenue. J'ai vu les pustules de la vulve recouvertes d'une mince pellicule jaunâtre, ou transformées en plaies ; et d'ailleurs, en détachant la pellicule ou mince croûte de celles qui en étaient recouvertes, on voyait, à la place, des plaies analogues à celles qui étaient découvertes ; ces plaies étaient plus étendues que celles des autres régions, elles étaient superficielles, jaunâtres ou jaune-grisâtres, pointillées, grenues, et elles donnaient une matière grisâtre plus ou moins purulente. Aucune de ces plaies, quel que fût son siège, ne tendait à l'ulcération ; toutes marchaient vers une cicatrisation plus ou moins rapide. J'ai vu les taches cicatricielles, laissées après elles, par celles qui étaient déjà guéries ; ces taches étaient claires et tranchaient sur les parties avoisinantes, mais leur aspect régulier et leur mince épaisseur témoignaient que les plaies étaient demeurées tout à fait superficielles.

Sur les deux poulains, dont il est question précédemment, et qui s'étaient contaminés en tétant, flairant ou léchant des juments malades, je n'ai relevé aucun signe de malaise, aucun symptôme annonçant une perturbation des fonctions ; la maladie se traduisait seulement par une éruption pustuleuse, et cette éruption siégeait dans les régions, qui avaient pu avoir le contact de celles de la jument envahies par le mal à la suite de la saillie. Les pustules étaient caractéristiques ; celles des lèvres, du bout du nez et des naseaux étaient ombiliquées, déprimées à leur centre ; quelques-unes étaient déjà recouvertes d'une croûte brunâtre, dont l'enlèvement mettait à nu une belle plaie cupuliforme, superficielle, pointillée et grenue. Sur la muqueuse des lèvres, l'éruption, d'ailleurs très discrète, avait fait place à de petites érosions superficielles, qui étaient en voie de cicatrisation. Le poulain de la ferme de Leydier avait de plus une éruption sur la muqueuse du nez, surtout du côté gauche ; cette éruption, qui était confluente, consistait en nombreuses vésicules blanchâtres, transparentes, petites et comme juxtaposées ; elle s'accompagnait d'une inflammation diffuse de la muqueuse nasale, d'une véritable rhinite et d'un jetage séreux.

Quant aux étalons, j'ai déjà dit qu'ils n'offraient plus que les taches cicatricielles laissées par l'éruption sur la verge.

IV. — Résultat des inoculations de contrôle.

Les inoculations de contrôle ont donné le résultat attendu ; elles ont démontré d'une façon péremptoire que c'était bien le *Horse-pox* ou *variole équine*, dont étaient atteintes les juments de la commune de Saint-Jean-de-Nay. M. G..., chef du service sanitaire de la Haute-Loire, chargé de suivre les animaux inoculés le 16 et le 17 mai dans le pays même, les a visités le 23, et a reconnu très nettement, sur un des veaux de la ferme du sieur Ladouble, l'existence de trois boutons de vaccine, saillants, fermes, lenticulaires et rouges à leur pourtour.

De mon côté ayant inoculé le 18 mai, à Lyon, devant les élèves de la 4e année de l'École vétérinaire, le produit que j'avais recueilli à Saint-Jean-de-Nay, à la ferme de Leydier et au Poux, j'ai vu se former une belle éruption de *cowpox* ou *vaccine* sur le veau. Les pustules, arrondies et lenticulaires ou allongées, suivant que l'inoculation avait été faite par piqûre ou par scarification, ont été toutes caractéristiques, et n'ont laissé aucun doute sur la nature de la maladie ; elles en ont d'autant moins laissé que le même animal, inoculé comparativement avec du vaccin de veau fourni par le service municipal de vaccination, a présenté les mêmes pustules aux points où ce dernier virus avait été inséré et aux places où j'avais inoculé le virus de Saint-Jean-de-Nay. L'éruption survenue aux points, où le virus a été inséré par simple éraillure ou éraflure de la peau, s'est montrée avec tous les caractères de la pustule de vaccine ; elle a débuté par une rougeur, à laquelle a bientôt succédé une élevure discoïde et lenticulaire ; les cinquième et sixième jours après l'inoculation le bouton était rougeâtre dans sa base et d'un aspect argenté dans sa partie saillante ; il était ferme à son pourtour et ombiliqué ou déprimé à son centre ; il donnait un liquide séreux et clair, et la pellicule qui le recouvrait une fois enlevée, on voyait une petite plaie cupuliforme, jaune grisâtre, pointillée, grenue, très superficielle, reposant sur une base tuméfiée, dure, et un peu douloureuse. Le produit des pustules engendrées avec le virus rapporté de Saint-Jean-de-Nay a été recueilli pour servir à de nouvelles inoculations ; mais, sans attendre le résultat de transmissions ultérieures, on peut dès aujourd'hui se prononcer en toute connaissance de cause et d'une manière irrévocable (1).

V. — Nature et gravité de la maladie.

L'affection, qui s'est propagée aux animaux de l'espèce chevaline de la commune de Saint-Jean-de Nay et de certaines autres communes voisines, s'étant déclarée sur les juments à la suite de la saillie, on a songé immédiatement à la contamination par les étalons, et on a pu penser un instant qu'il s'agissait de la dourine ou maladie du coït ou syphilis du cheval. Aussi l'opinion publique s'est-elle émue, comme en témoigne l'article publié par le journal *La Haute-Loire*, dans lequel l'existence de la dourine est donnée comme absolument certaine. La dourine, qui est une affection grave, se transmet en effet par l'acte du coït ; et de plus elle se déclare ou débute par des éruptions dans la sphère des organes génitaux ; toutefois les caractères de ces éruptions diffèrent de ceux de la maladie observée à Saint-Jean-de-Nay. D'ailleurs la maladie du coït proprement dite, même en faisant abstraction des caractères de l'éruption initiale et des propriétés de son produit, ne saurait

---

(1) Voir ci-après l'Appendice.

être longtemps confondue avec la variole équine transmise
dans la saillie ; tandis que celle-ci guérit toujours promptement et sans le secours d'aucun traitement, la dourine
ne tarde pas à s'aggraver et à s'accompagner d'œdèmes,
d'engorgements, d'adénites, de troubles fonctionnels pro-
fonds, de faiblesses musculaires, de paralysies, etc.. Et puis
enfin la maladie du coït n'est pas une affection de nos pays ;
quand elle se montre dans une région quelconque de la
France, c'est qu'elle y a été importée par quelque étalon
étranger, et il est facile en pareil cas de remonter à son
origine. C'est donc seulement au début, et pour un moment,
que la dourine peut être confondue avec la variole équine
localisée dans la sphère des organes génitaux et propagée
par la saillie. Cette confusion a été commise d'autres fois,
car on a eu à observer assez souvent des éruptions sur des
juments récemment saillies.

Des éruptions de variole équine peuvent en effet se mon-
trer sur les organes génitaux des animaux reproducteurs, mâles et femelles, à la suite du coït avec un sujet,
qui en est atteint ; et ces éruptions, de nature variolique,
peuvent même s'accompagner passagèrement d'une inflammation plus ou moins violente, d'engorgements, de lym-
phangites et d'adénites. Ainsi on a vu un étalon, qui
portait une éruption ou une plaie de nature variolique à la
verge, et qui avait d'ailleurs toutes les apparences de la
santé, comme ceux du sieur Ladouble, transmettre le horse-
pox aux juments, qui lui étaient présentées. Celles-ci deve-
naient malades une huitaine de jours après la saillie ;
elles avaient parfois de la fièvre, une inappétence momen-
tanée, de la tristesse, elles présentaient des signes de
chaleur, elles piétinaient et agitaient fréquemment la
queue ; la vulve s'enflammait et se couvrait extérieurement
d'une éruption pustuleuse, qui donnait un liquide jaune
citrin et quelquefois une matière purulente grisâtre ; une
plaie cupuliforme faisait suite à l'éruption et ne tardait pas
à se cicatriser, laissant à sa place une tache blanchâtre ;
en outre la muqueuse vulvaire était rougeâtre, enflammée,
catarrhale ; la guérison a été toujours rapide. Une enzootie
de variole équine, simulant la dourine, a été observée et

étudiée d'une façon remarquable en 1880, dans le sud de la France, par mon distingué collègue et ami, M. Peuch, professeur à l'École nationale vétérinaire de Toulouse, qui a très nettement établi sa nature et sa bénignité. Il s'agissait d'un horse-pox transmis par un étalon aux juments, et offrant les mêmes caractères que la maladie communiquée aux juments de Saint-Jean-de-Nay par les étalons du sieur Ladouble. M. Peuch avait dans la circonstance assis son diagnostic sur les renseignements obtenus, sur les symptômes observés, sur les caractères de l'éruption et sur l'inoculabilité à la vache du produit des pustules des juments. J'ai fait comme lui ; et, comme lui, je suis arrivé aux mêmes conclusions.

Il résulte en effet de l'enquête minutieuse à laquelle je me suis livré (voir ci-dessus les renseignements nᵒˢ 1 à 12), il résulte des symptômes que j'ai observés, des faits intéressants et démonstratifs, que j'ai constatés, et des inoculations que j'ai pratiquées, que la nature de l'enzootie, qui sévit à Saint-Jean-de-Nay, peut être très exactement établie. Il s'agit, non de la dourine, mais bien du *horse-pox* ou *variole équine*, qui est bien en réalité une maladie transmissible, mais qui, en aucun cas, n'offre de dangers sérieux. Les étalons, qui en ont été atteints, n'ont paru éprouver à aucun moment la moindre perturbation dans leur état de santé ; les juments contaminées n'ont jamais présenté de ce fait un état réellement inquiétant ; aucune n'a été dangereusement malade ; les unes sont déjà guéries ou en voie de guérison, les autres ne semblent guère incommodées par la maladie, et celles, qui peuvent devenir malades ultérieurement, se comporteront sûrement de même.

En résumé, les caractères de l'éruption observée sur les animaux malades, son évolution, l'absence de symptômes graves, les données de l'enquête et celles des inoculations lèvent jusqu'à l'ombre de tout doute. C'est bien le horse-pox et rien que le horse-pox, qui a été transmis par les étalons du sieur Ladouble aux juments et par celles-ci aux poulains ; c'est bien la vaccine, que s'est inoculée accidentellement l'étalonnier du fermier du Poux ; c'est bien la vaccine enfin, que l'inoculation expérimentale a donnée au veau. Dans tous les cas l'éruption a siégé principalement, sinon exclusivement, dans la région directement contaminée, à la verge chez l'étalon, à la vulve sur la jument, au bout du nez sur les poulains, à la lèvre chez l'étalonnier, aux régions piquées ou scarifiées sur le veau ; mais partout et toujours elle a offert les plus frappantes ressemblances dans ses caractères et dans son évolution. Il n'en aurait pu être de même, s'il s'était agi de la dourine, à propos de laquelle il n'a jamais été signalé aucun cas de transmission à l'homme ni à la bête bovine.

C'est donc bien, je le répète, la variole équine ou horse-pox, que j'ai eu à observer, maladie bénigne à tel point qu'elle passe souvent sans qu'on y fasse attention, maladie sans gravité bien que transmissible, en sorte que le législateur, d'accord avec la science, n'a pas jugé bon d'édicter contre elle des mesures sanitaires. C'est cette maladie, bienfaisante plutôt que dangereuse, qui est la source originelle du vaccin, que les médecins inoculent à l'enfant pour le préserver de la petite vérole. Elle est transmissible du cheval à la bête bovine, du cheval et de la bête bovine à l'homme ; chez le cheval elle s'appelle *horse-pox, variole équine, grease pustuleux, herpès phlycténoïde, exanthème coïtal*, etc. ; chez la bête bovine, elle prend les noms de *cowpox*, de *variole bovine*, de *vaccine ;* chez l'homme c'est la *vaccine*, le *vaccin*. Partout et toujours la maladie est la même, bénigne, inoffensive. Les étalons du sieur Ladouble et les juments de la commune de Saint-Jean-de-Nay ont donc eu la même maladie que les enfants, à qui les médecins ont inoculé la vaccine. Cette affection se termine toujours par la guérison, et ne laisse aucune trace ni aucune suite fâcheuse ; en une vingtaine de jours elle a disparu sans avoir nécessité d'autre traitement que des soins de propreté, qui ne sont même pas toujours indispensables.

VI. — Origine et propagation de la maladie.

Malgré les renseignements que j'ai eu soin de recueillir un peu partout dans la commune de Saint-Jean-de-Nay, il m'a été impossible de découvrir comment avait pris naissance l'enzootie, c'est-à-dire comment avaient été contaminés les étalons de la station du Poux. Néanmoins, grâce aux indications ci-dessus relatées, qui tendent à établir l'existence antérieure de la maladie sur des vaches et des personnes, il est rationnel d'admettre qu'une ou plusieurs juments, contaminées dans les fermes, ont à leur tour infecté les étalons, qui ont ensuite transmis l'affection aux autres juments, celles-ci devant la transmettre plus tard à des poulains vivant avec elles et peut-être même à des étalons sains, qui leur ont été ou leur seront donnés avant leur complète guérison. D'ailleurs un étalon, qui serait resté sain après avoir sailli une jument malade, pourrait servir d'agent de transport du virus et contaminer la jument saine avec laquelle il s'accouplerait ensuite. Que si l'origine de l'enzootie reste obscure quant à la détermination du mode de contamination des étalons, on peut cependant d'autant mieux adopter la manière de voir précitée, que le sieur Ladouble et son domestique m'ont déclaré n'avoir jamais eu la précaution d'examiner les juments présentées à la saillie ; en sorte que des bêtes atteintes d'éruption vulvaire ont pu n'être point remarquées et contaminer à leur aise les étalons. Il est même surprenant que tous les étalons de la station n'aient pas été déjà malades, étant donné qu'on en sert plusieurs successivement et sans désemparer à la même jument, et étant bien avéré que des juments, devenues malades après une première saillie, ont été présentées de nouveau à l'étalon avant la guérison. D'ailleurs le propriétaire des étalons et son domestique ont agi avec la plus complète bonne foi ; ils n'ont pas mieux vérifié la verge des étalons que la vulve des juments ; ils affirment qu'ils ne se sont aperçu de rien, et il faut les en croire, attendu que l'éruption de la verge a été peu abondante et sans retentissement local ou général.

Quoi qu'il en soit, il n'est pas douteux aujourd'hui que la maladie a été transmise à bon nombre de juments par les étalons de la station du Poux ; et il y a tout lieu de croire que la contagion n'a pas encore, à l'heure actuelle, terminé son œuvre. Demain, après-demain, etc., la maladie, actuellement en état d'incubation, peut apparaître sur de nouvelles

juments ainsi que sur les étalons, qui ne l'ont pas eue encore et qui ont sailli ou qui viendront à saillir des juments
incomplètement guéries. J'ajoute même que cette perspec-
tive, en mettant les choses au pis, n'a rien d'effrayant,
étant donnée l'extrême bénignité de la maladie.

VII. — Mesures prophylactiques a conseiller.

Bien que le horse-pox n'ait jamais aucune gravité, et
bien que la législation sanitaire ne vise pas cette maladie,
il importe néanmoins de rechercher les mesures propres à
empêcher ou à arrêter sa propagation, parce que, ainsi
que l'a si bien reconnu avant moi mon collègue et ami,
M. Peuch, le horse-pox transmis par le coït inspire une
certaine frayeur aux propriétaires de juments, en les por-
tant à considérer tout d'abord cette affection si bénigne
comme étant la dourine ou maladie du coït. « Et cette
« crainte, ajoute M. Peuch, à pour conséquence de discré-
« diter la station de monte d'où la maladie a rayonné. »
C'est bien ce qui est arrivé dans le cas actuel ; les popula-
tions, à tort effrayées, ont fait peser une injuste réprobation sur l'écurie du sieur Ladouble et ont accablé le
propriétaire lui-même d'accusations imméritées. « Il
« appartient, dit M. Peuch, au vétérinaire de rassurer les
« éleveurs en leur faisant connaître avec précision les
« suites de cette affection, telles qu'elles découlent du dia-
« gnostic qu'il aura su établir. Pour être modeste, ce rôle
« ne lui vaudra pas moins l'estime et la confiance de ses
« concitoyens ; et, en agissant ainsi, il aura plus fait pour
« concilier les intérêts qui sont en cause » qu'en surex-
citant la défiance des cultivateurs. C'est ce conseil si
sage, que je me suis fait un devoir de suivre dans ma visite
des 16 et 17 mai ; partout, où j'ai passé, je me suis appliqué
à rassurer les propriétaires intéressés, leur disant à chacun
qu'il s'agissait d'une affection très bénigne, dont la guérison serait prompte, leur indiquant les soins de propreté
utiles pour accélérer la cicatrisation, et leur recomman-
dant toutefois d'attendre la guérison de l'éruption avant de
présenter de nouveau leurs bêtes à quelque étalon. J'a

également rassuré le sieur Ladouble, qui a été particulièrement atteint dans sa réputation et dans ses intérêts; je lui ai expliqué de mon mieux la nature de la maladie et son peu de gravité; je lui ai donné des instructions pour le présent et pour l'avenir.

Les conseils et les instructions, que j'ai donnés aux divers intéressés, peuvent être résumés sous les trois chefs suivants :

1° *Soins à donner aux animaux malades.* — Les juments atteintes pourront et devront même autant que possible, si le temps le permet, être envoyées au pâturage, au lieu d'être maintenues constamment enfermées. Leur état ne nécessite l'administration à l'intérieur d'aucun remède ou agent thérapeutique. On se bornera à faire soir et matin, c'est-à-dire deux fois par jour, tant que des plaies existeront dans la région de la vulve, un lavage sur la partie malade, soit simplement avec de l'eau ordinaire, soit avec de l'eau légèrement vinaigrée ou salée, soit avec une infusion refroidie de fleurs de sureau, soit avec une décoction d'écorce de frêne, dont on ne fera usage qu'après refroidissement. J'ai indiqué ces moyens très simples, parce qu'ils ont l'avantage d'être à la portée de tous et parce qu'ils sont bien suffisants.

Quant aux étalons, qui ont eu la maladie, il n'y a plus rien à faire, puisqu'ils sont guéris à l'heure actuelle ; que si l'affection se montrait sur d'autres, de simples soins de propreté, de simples lotions journalières avec de l'eau tiède ou de l'infusion tiède de fleurs de sureau sur la région excoriée suffiraient.

Quand, outre l'éruption, il survient de l'engorgement, de la gène d'un membre, de la fièvre, les animaux doivent être laissés au repos ; on peut leur donner des barbotages légèrement salés ainsi que du vert ; on peut leur faire exécuter des promenades au pas ; on peut les mettre dans un pré à proximité de l'habitation ; on peut enfin laver les parties tuméfiées et endolories avec de la décoction tiède de mauve.

En tous cas, je le répète, la guérison sera prompte, au bout d'une vingtaine de jours chaque malade aura à peu près repris son état normal.

2o *Précautions à prendre en vue d'arrêter la propagation de la maladie.* — J'ai indiqué, dans mon rapport du 17 mai, les précautions à prendre pour arrêter la propagation de la maladie ; elles se réduisent d'ailleurs aux deux prescriptions suivantes :

Recommander aux propriétaires de juments malades d'attendre, avant de les présenter de nouveau à l'étalon, que leur éruption ait tout à fait disparu, c'est-à-dire que les plaies de la vulve se soient cicatrisées. Toutefois, pour satisfaire les propriétaires, qui craignent que cette attente leur fasse perdre une portée, il n'y aurait pas grand inconvénient à laisser donner des juments non guéries à l'un des étalons qui ont eu la maladie, à la condition que l'étalonnier prendrait la précaution de laver après le coït la verge du mâle avec de l'eau ordinaire ou de l'eau très légèrement vinaigrée, afin qu'il ne pût pas, avec son pénis souillé de virus, contaminer les juments saines, qui lui seraient ensuite présentées.

Recommander aux propriétaires d'étalons de ces régions et notamment au sieur Ladouble de vérifier journellement l'état de la verge de leurs animaux, et de tenir écartés de la saillie jusqu'à cicatrisation ceux qui présenteraient des pustules ou des excoriations.

Cette dernière recommandation n'est plus applicable en ce qui concerne les trois étalons du sieur Ladouble, qui, lors de ma visite, présentaient les dernières traces de la maladie. J'avais, à ce moment, demandé que l'étalon Paul et le gros Baudet fussent laissés en repos cinq à six jours. Ce laps de temps est aujourd'hui expiré, les étalons en question peuvent reprendre leur service ; le propriétaire sera seulement invité à surveiller les autres, qui continueront à être utilisés comme par le passé, sauf à être suspendus une quinzaine de jours de leur service, s'ils venaient à présenter la maladie régnante.

3o *Précautions à conseiller dans l'avenir pour éviter le retour de faits semblables.* — Les propriétaires d'étalons étant intéressés à maintenir leur station de monte à l'abri de toute maladie contagieuse transmissible par le coït, il serait bon de les inviter à prendre certaines précautions, dont ils ne devraient jamais se départir. Il conviendrait notamment de leur recommander :

De faire visiter une fois par mois, durant la saison de la monte, leurs étalons par le vétérinaire sanitaire ;

De surveiller assidûment l'état de leurs animaux, et de s'assurer le plus fréquemment possible de l'intégrité de la verge et des organes génitaux en général ;

De vérifier avec le plus grand soin l'état de chaque jument présentée, et d'examiner surtout la région vulvaire ;

D'écarter temporairement de la monte tout étalon malade ou suspect, en attendant la visite du vétérinaire sanitaire ;

De refuser à la saillie toute jument, dont l'état inspirerait quelque doute pouvant faire craindre l'existence d'une maladie contagieuse ;

De refuser par exemple toute bête ayant un écoulement, une tuméfaction maladive de la vulve, des boutons, des pustules ou des plaies sur cette région ;

De n'accepter une jument, qui leur paraîtrait suspecte pour un motif quelconque, que sur la présentation d'un certificat de santé délivré, depuis moins de quarante-huit heures, par le vétérinaire sanitaire.

J'ajoute, en terminant, que l'administration départementale appréciera s'il ne conviendrait pas de transmettre aux municipalités intéressées le présent rapport ou tout au moins les considérations, qu'il contient relativement à la nature de la maladie régnante, à son peu de gravité et aux mesures prophylactiques à prendre. Elle appréciera également s'il ne serait pas opportun d'en extraire les conclusions relatives à la nature de l'affection, ainsi que celles formulées dans les paragraphes 1°, 2°, 3° de la section VII pour les adresser aux propriétaires d'étalons.

Telles sont les considérations, dans lesquelles j'ai cru devoir entrer, au sujet de la mission qui m'avait été confiée.

Veuillez agréer, Monsieur le Préfet, l'assurance de mon respectueux dévouement.

P.-V. GALTIER.

Fait à Lyon, le 25 mai 1887.

APPENDICE.

Le virus apporté de Saint-Jean-de-Nay à Lyon, inoculé, comme il a été dit plus haut, à un veau le 18 mai, a déterminé une belle éruption pustuleuse, dont l'évolution a été toutefois un peu plus lente que celle de l'éruption obtenue sur le même animal avec le virus du cow-pox délivré par le service municipal de la vaccination. Tandis qu'en cinq jours les pustules de cette dernière étaient prêtes à fournir une abondante récolte de matière virulente, celles qui s'étaient formées aux points inoculés avec le virus du horse-pox avaient un jour de retard, mais elles ont été, sinon les plus grandes, au moins les plus belles, par leur configuration, leur aspect et la limpidité de leur lymphe. J'ai recueilli séparément le produit de chacune de ces deux éruptions; j'ai donné au service municipal une certaine quantité du virus fourni par les pustules de cette première culture de horse-pox sur le veau; on l'a réinoculé au veau et de là il est entré dans la vaccination de l'homme.

De mon côté j'ai inoculé encore, comparativement à un second veau, les deux variétés de virus que j'avais recueillies sur le premier. Le résultat a été le même; l'éruption donnée par le virus issu du horse-pox a été très caractéristique; son évolution a été de vingt-quatre heures en retard sur celle du virus du cow-pox; ses pustules ont été moins volumineuses cette fois encore que celles données par ce dernier, mais elles ont été plus belles, mieux ombiliquées, et le huitième jour elles ont donné un beau vaccin alors que celles du cow-pox étaient déjà purulentes. Le veau porteur de cette double éruption, dont l'une sur la face gauche et l'autre sur la face droite de la poitrine, a été suivi par les élèves de la quatrième année de l'École vétérinaire; il a servi à M. Arloing pour une démonstration à la Faculté de médecine; il a été enfin visité par M. Leclerc, qui est depuis plusieurs années chargé de la culture et de la préparation du vaccin à Lyon, et qui a une compétence absolue en pareille matière. Le vaccin, fourni par cette seconde culture de horse-pox sur le veau, a été également utilisé par le service municipal de la vaccination, qui l'a inoculé au veau d'abord et ensuite s'en est servi pour vacciner les enfants. Les personnes vaccinées avec le virus, obtenu par la culture du horse-pox de Saint-Jean-de-Nay, sont en ce moment (30 juin 1887) très nombreuses ; elles se comptent par centaines à Lyon, sans parler de celles du dehors à qui l'ont inoculé les médecins du département du Rhône ; les résultats sont excellents, le virus prend bien, l'inoculation s'accompagne d'une très belle éruption pustuleuse, qui devient nettement ombiliquée et franchement argentine ; il n'y a pas eu d'accidents ; en un mot les résultats obtenus ont été ceux que donnent les vaccins les plus actifs et les plus sûrs. En attendant les résultats, que produira ultérieurement l'utilisation de nouvelles générations obtenues sur le veau, il m'a paru utile de joindre à mon rapport du 25 mai le résumé qui précède, en vue de rendre plus complète la démonstration qu'il contient sur la nature de l'épizootie de Saint-Jean-de-Nay.

Je dois ajouter que les craintes exagérées, qu'avait fait naître la croyance à une épizootie de dourine, se sont évanouies à la suite de mes rapports des 17 et 25 mai. Le journal *la Haute-Loire* (n° du 18 mai) a reproduit les conclusions, que je venais de formuler la veille, et qui devaient avoir pour effet de calmer les appréhensions de tous les intéressés. Conformément à mes prévisions la maladie s'est cependant déclarée sur d'autres animaux, mais on ne s'en est pas inquiété. Finalement tout est rentré dans l'ordre et la tranquillité ; on n'a plus songé à la dourine ; l'opinion publique ne s'est plus laissée égarer ; les intérêts particuliers et l'intérêt général y ont trouvé leur compte ; l'administration locale et l'administration départementale ont été édifiées sur la bénignité de l'épizootie et sur la mesure très restreinte dans laquelle leur intervention devait avoir lieu ; les propriétaires de juments ont cessé d'être inquiets et n'ont pas eu à continuer un traitement long et coûteux, comme l'est celui de la dourine, que certains avaient entrepris ; enfin le propriétaire des étalons a vu cesser l'injuste réprobation, dont il avait été victime.

Imp. BOURGEON, rue St-Paul, 36-38. — LYON.